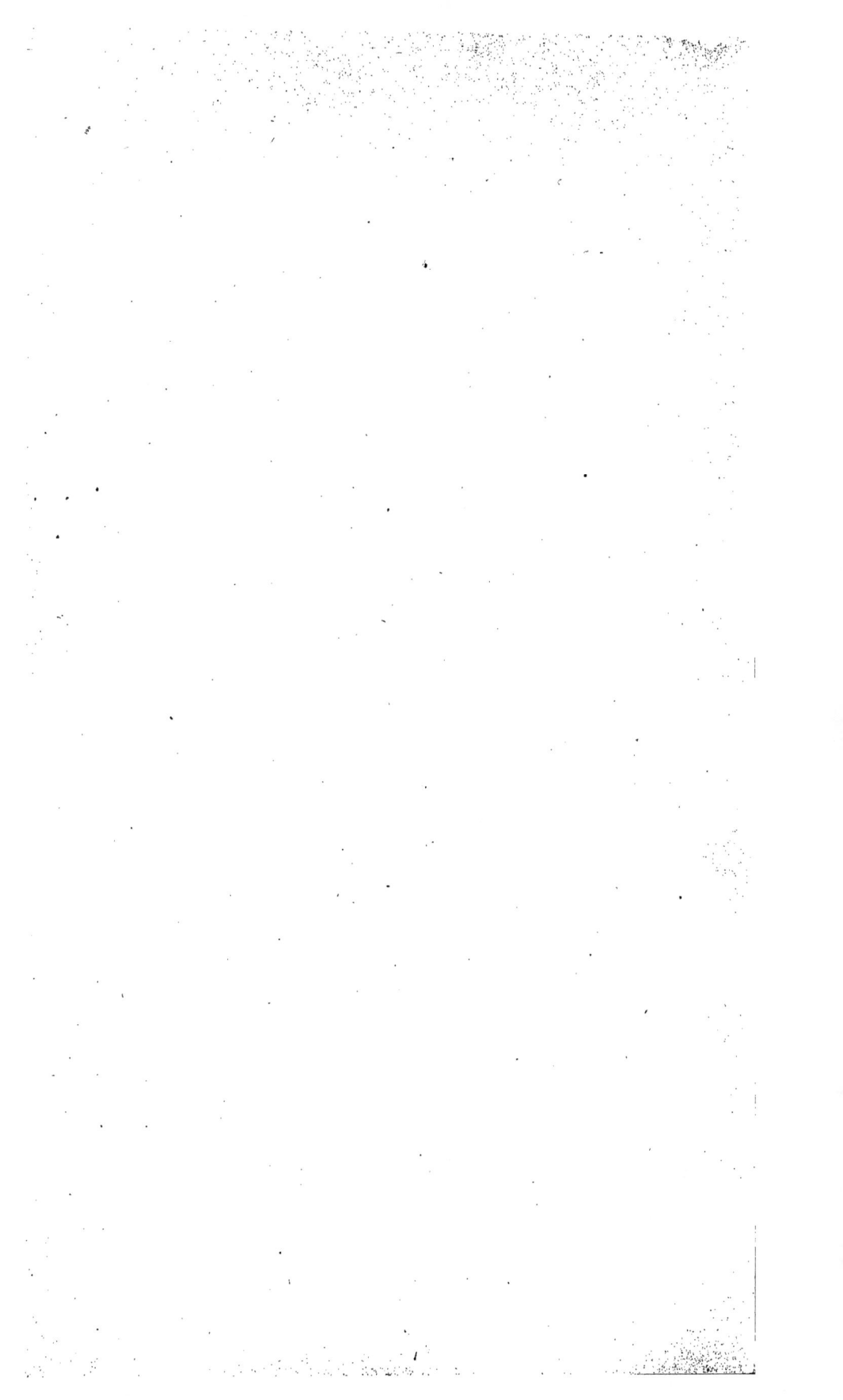

MYXŒDÈME INFANTILE

ET

TRAITEMENT THYROÏDIEN

PAR LE

Dʳ E. RÉGIS

CHARGÉ DE COURS A LA FACULTÉ DE MÉDECINE DE BORDEAUX

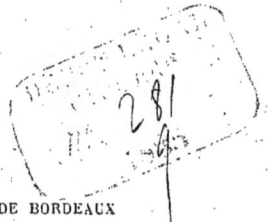

BORDEAUX

G. GOUNOUILHOU, IMPRIMEUR DE LA FACULTÉ DE MÉDECINE

11 — Rue Guiraude — 11

—

1895

MYXŒDÈME INFANTILE

ET

TRAITEMENT THYROÏDIEN

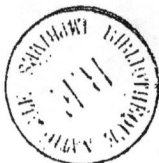

PAR LE

Dr E. RÉGIS

CHARGÉ DE COURS A LA FACULTÉ DE MÉDECINE DE BORDEAUX

BORDEAUX

G. GOUNOUILHOU, IMPRIMEUR DE LA FACULTÉ DE MÉDECINE

11 — Rue Guiraude — 11

—

1895

MYXŒDÈME INFANTILE

ET

TRAITEMENT THYROÏDIEN

I

Un cas type de myxœdème congénital àmélioré par le traitement thyroïdien ([1]).

(Première Présentation, 14 Décembre 1894)

J'ai l'honneur de présenter à la Société un cas type de ce que l'on a appelé indistinctement : crétinisme sporadique, idiotie crétinoïde, idiotie myxœdémateuse, myxœdème infantile et congénital.

Il s'agit d'une jeune fille des environs de Langon, âgée actuellement de treize ans et quatre mois. Son père, buveur, est mort à quarante-quatre ans, très probablement de tuberculose pulmonaire. Sa mère est nerveuse, sans attaques. Pas d'autres particularités dans l'ascendance. Elle est la quatrième de cinq enfants, vivants et assez bien portants.

Venue après une grossesse normale, on a remarqué que déjà, à la naissance, elle était enflée, bouffie. Elle a

([1]) Travail communiqué à la Société de Médecine et de Chirurgie de Bordeaux.

commencé de marcher à neuf mois et de parler à deux
ans. Mais ses progrès en toutes choses ont été lents et
incomplets et bien qu'elle n'ait jamais eu de maladie
grave, son développement physique et mental s'est
trouvé enrayé au point qu'aujourd'hui, à treize ans
passés, elle est à ce double point de vue, comme un
enfant de cinq à six ans. *(Pl. I, fig. 1; Pl. II, fig. 3;
Pl. III, fig. 5; Pl. IV, fig. 7.)*

Taille, 92 centimètres et demi; poids, 19 kil. 700 gr.
Ainsi que vous pouvez en juger, la malade offre l'aspect, l'attitude et les attributs caractéristiques de son
état de dégénérescence. Elle est trapue, ramassée. Sa
tête est assez volumineuse, à écaille occipitale saillante,
à front bas et étroit. Ses cheveux sont drus, rudes, à
reflets roux. La face bouffie, élargie, affecte bien le type
en *pleine lune* (Gull). Les yeux enfoncés, atteints d'un
léger strabisme, sont à demi-recouverts et comme bridés
par des paupières pâles et plissées. Le nez est épaté,
écrasé, comme effondré à sa racine, avec des narines
relevées et béantes. Les lèvres, au lieu d'être volumi-
neuses, déjetées, entr'ouvertes, sont par exception assez
minces et rapprochées, de sorte que la langue ne sort
pas de la bouche et ne laisse pas s'écouler la salive. La
voûte palatine est large et plate. Il existe vingt dents
à demi-gâtées, dont dix-huit dents de lait; les deux incisives d'en bas appartiennent seules à la seconde dentition.

La malade a manifestement un corps d'enfant dodu.
Son ventre, rond et saillant, a bien la forme du ventre
en tambour enfantin. A demi-fléchie sur ses reins et sur
ses jambes dans la station debout, elle présente une
assez forte ensellure. Ses jambes sont rachitiques, incur-
vées, principalement à gauche, où la malléole interne

touche presque le sol pendant la marche. Les pieds empâtés, surtout au niveau de la cheville, affectent la forme dite *de bêche*. Les mains sont des mains d'enfant. Il n'y a aucune trace de puberté, pas de poils. La peau est sèche, rugueuse, écailleuse, presque froide aux extrémités, qui sont à demi-cyanosées; elle présente un faux œdème caractéristique. Le cou n'offre pas trace de glande thyroïde. On y trouve des deux côtés un gonflement de la peau sous forme de bourrelets, mais sans pseudo-lipomes vrais. La voix est gutturale, la parole lente et rauque. La marche est pesante, balancée (marche de canard). Constipation opiniâtre. Les selles, qui n'ont lieu qu'une ou deux fois par semaine, sont formées de matières dures et desséchées. Température actuelle moyenne, 36°2. Urine, 440 grammes par jour. Cette urine, dont l'analyse a été faite par M. Flourens, est et reste acide et se conserve très longtemps sans se putréfier. Elle ne contient ni sucre ni albumine. Au microscope, dans le dépôt assez abondant, on trouve des cristaux d'acide urique, d'urate de soude, des leucocytes, un long filament contourné et un élément d'une dimension de 500 μ, ayant la forme d'un bâtonnet.

La malade n'est pas idiote. Elle connaît son nom, son adresse, sait un peu compter sur ses doigts et comprend certaines choses. Il semble que son intelligence soit plutôt obnubilée, comprimée, qu'absente et on a la sensation que derrière ce masque, d'apparence stupide, il y a des facultés qui sommeillent et ne demanderaient qu'à s'éveiller. Du côté affectif, il existe aussi quelques sentiments. La petite connaît ses frères et sœurs et se complaît avec eux. Elle est surtout très attachée à sa mère, qu'elle ne quitte pas. Son caractère est doux et tranquille, sans la moindre trace d'irritabilité. Elle a

des goûts d'enfant, aime beaucoup les jouets, de préfé-
rence la poupée. Elle passe ses journées dans une inertie
et une passivité à peu près complètes; elle n'a aucun
désir ni aucun besoin de mouvement et son activité,
tant physique que mentale, est nulle.

L'histoire de cette jeune fille ressemble absolument
à toutes les observations analogues, autrefois assez
rares, aujourd'hui en train de se multiplier. On y
trouve tous les caractères d'un myxœdème, ne présen-
tant avec celui des adultes d'autres différences que
celles qui résultent de l'âge auquel les sujets sont
frappés. C'est pour ce motif que les cas de ce genre
ont été désignés sous le nom de *myxœdème infantile*
ou *congénital*. Mais s'il y a là tous les caractères du
myxœdème, il y a aussi tous ceux du crétinisme. Non
seulement l'analogie d'aspect est absolument frap-
pante, au point de tromper les médecins les plus habi-
tués aux crétins des montagnes, mais encore la maladie
a le même caractère essentiel, puisque, d'une part, le
myxœdème infantile se résume dans l'immobilisation
physique et mentale de l'individu à l'état d'enfance et
que, d'autre part, suivant les propres expressions de
Baillarger, « ce qui distingue véritablement les crétins,
c'est la continuation, chez eux, au delà des limites
ordinaires ou même la continuation indéfinie des
caractères propres à l'enfance ». De là le nom de
crétinisme sporadique ou des villes donné à la maladie avant la connaissance du myxœdème.

Qu'est-ce au fond que cette maladie? Est-ce du
myxœdème? Est-ce du crétinisme? Est-ce à la fois du

myxœdème et du crétinisme? Il n'est pas sans intérêt
de fixer les idées à cet égard, car une certaine confu-
sion tend, il me semble, à se faire dans les esprits.
Plusieurs auteurs considèrent, en effet, le myxœdème
infantile comme différent du crétinisme et, ainsi que
me le disait M. Brissaud au récent Congrès de Cler-
mont, ainsi qu'on peut le lire également dans le dernier volume du *Traité de Médecine,* la différence
consisterait en ce que « le crétinisme s'accompagne de
goître, tandis que le myxœdème est caractérisé par
l'atrophie ou l'absence de corps thyroïde ([1]). » Il y a
là une erreur qu'il importe de rectifier. Le crétinisme
vrai ou des montagnes ne s'accompagne pas toujours
de goître, tant s'en faut et beaucoup de crétins com-
plets n'ont pas la moindre trace d'hypertrophie thyroïdienne, peut-être, comme l'a dit Baillarger, parce
qu'ils n'ont pas de puberté. D'autre part, il n'est pas
vrai de dire que le myxœdème infantile est caractérisé
par l'atrophie ou l'absence de corps thyroïde, attendu
que, dans certains cas, par exemple dans celui que
nous avons publié il y a quelques années avec M. Arnozan, on constate manifestement du goître. On ne
peut pas non plus baser la distinction sur ce fait que,
dans le myxœdème infantile, il y a un aspect quasi-
œdémateux des téguments et des pseudo-lipomes
absents dans le crétinisme, puisque ces caractères
peuvent faire plus ou moins défaut dans le myxœdème
infantile et exister par contre dans le crétinisme vrai,
ainsi que j'ai pu m'en assurer récemment. En réalité,

([1]) Charcot-Bouchard-Brissaud. *Traité de Médecine : Idiotie myxœdémateuse*, p. 225. Masson, 1894.

il n'y a là pour moi qu'un conflit de mots et, loin d'admettre une différence fondamentale entre le myxœdème infantile et le crétinisme, je crois que ce sont deux états analogues, susceptibles d'être désignés indifféremment l'un et l'autre sous le nom de *myxœdème infantile* ou de *crétinisme sporadique et endémique*. Il y a même plus et on peut dire aujourd'hui que le *myxœdème opératoire* (cachexie strumiprive), le *myxœdème spontané des adultes*, le *myxœdème infantile* (crétinisme sporadique), le *crétinisme endémique*, sont, avec de simples différences tenant aux conditions d'apparition, des états similaires dus à une seule et même cause : l'absence ou la suppression de la fonction thyroïdienne, quel que soit d'ailleurs l'état de la glande, atrophie ou hypertrophie.

Issus de la même origine, l'*athyroïdisme,* tous ces états doivent être passibles du même traitement, la *thyroïdisation.* C'est, en effet, ce que l'on constate et les faits de myxœdème opératoire ou de myxœdème spontané des adultes, améliorés et guéris par le traitement thyroïdien, ne se comptent plus. Il existe également un nombre déjà assez grand de cas de myxœdème infantile très heureusement influencés par la même médication. On n'a pas encore, il est vrai, appliqué cette méthode thérapeutique au crétinisme endémique, mais elle ne peut manquer d'y obtenir des résultats favorables, si l'on en juge par les premiers essais tentés, en Savoie, par un des élèves de notre Faculté, dont les observations, très encourageantes, seront consignées dans sa très prochaine thèse inaugurale.

Pour en revenir à notre malade, je dirai qu'aussitôt après la constatation formelle de son état de myxœdème infantile ou crétinisme sporadique, elle fut, le 22 novembre dernier, soumise au traitement spécifique à l'aide des pastilles de thyroïdine de M. Flourens, honorable pharmacien de notre ville, qui avait bien voulu soumettre la jeune fille à mon examen, avant de rien faire. La malade prit, tout d'abord, une de ces pastilles, exactement dosées à 20 centigrammes de suc pur, par vingt-quatre heures ; mais elle eut immédiatement de la fièvre et on fut obligé de suspendre au bout de deux jours. Le traitement a été repris le 29 novembre, à la dose également d'une pastille par jour et, depuis, il a été suivi sans interruption. La reprise de la médication a déterminé la réapparition de certains accidents qui durent encore : il y a de la fièvre tous les soirs, vers sept ou huit heures, avec exaspération vers onze heures. La petite, dit sa mère, brûle, s'étire, se jette partout, accuse elle-même des tournoiements de tête, elle a le cœur agité (tachycardie), le sommeil troublé et inquiet. Avant-hier, on lui avait donné, comme d'habitude, une pastille; la trouvant mauvaise, elle la cracha au bout d'un instant et en absorba une autre. Cette très légère augmentation de dose suffit à accroître notablement les accidents, en particulier la fièvre et l'agitation.

Bien que le traitement thyroïdien date à peine d'hier, il n'est pas contestable que déjà des modifications sont survenues chez la malade et, à la voir, on s'aperçoit de suite qu'il y a quelque chose de changé en elle. Son aspect est moins bouffi, moins stupide. Ses yeux sont moins bridés, ils paraissent plus vifs, plus intelligents. La peau est moins empâtée et moins mate. La température s'est relevée. Le pouls, plus fort et plus rapide, se maintient à 100 pulsations et au-dessus. L'urine, de 440 grammes, est passée à une moyenne de 500 à 600 grammes et a atteint jusqu'à 635 grammes. L'inertie est moins grande et chacun a remarqué que la fillette avait plus d'activité et éprouvait comme un besoin de se mouvoir et d'agir. De même, elle parle davantage, en même temps que sa voix est devenue plus claire et plus nette. Seule, la constipation est restée la même.

Ce sont là des modifications incontestables qui sont l'expression d'un commencement de relèvement de l'activité de toutes les fonctions, physiques et mentales, chez le sujet, en particulier des fonctions végétatives. Un tel début ne laisse pas que d'être encourageant pour l'avenir et j'ai l'espoir de vous présenter dans quelque temps la jeune malade, plus ou moins complètement transformée.

Je voudrais, en terminant cette présentation, insister sur l'effet, si rapide et si actif, qu'a eu ici la médication thyroïdienne. Dès le premier jour et avec une pastille de 20 centigrammes, des accidents sont survenus, s'exagérant à la plus légère augmentation de dose. Or, chez les adolescents de même âge, on peut d'habitude impunément et sans provoquer de troubles sérieux, donner des doses beaucoup plus fortes. Il semble donc que, sinon toujours, au moins souvent, le degré d'action du médicament soit en raison inverse de l'activité thyroïdienne du sujet. De là, une double indication : la première, de ne recourir qu'à une préparation exactement dosée et de débuter par des quantités tout à fait minimes, de façon à éviter les accidents souvent sérieux et parfois mortels ([1]) qui se sont produits avec l'ingestion de lobes faite au hasard ou avec l'injection de suc à trop haute dose (1 gr. à 2 gr. 50); la seconde, de surveiller de près et au jour le jour l'emploi et les effets du médicament. Dans le cas actuel, je puis presque dire que des complications ont été évitées grâce à ce que cette double indication a été remplie : d'une part, par le choix des pastilles dont j'ai parlé, scrupuleusement confectionnées par M. Flourens; d'autre part, par le dévouement des Drs Labonnotte et Laveau, qui non seulement ont bien voulu nous adresser la jeune malade, mais qui encore se sont astreints à l'observer et à la suivre de près pendant la durée de son traitement.

DEUXIÈME PRÉSENTATION, 21 FÉVRIER 1895.

J'ai eu l'honneur de soumettre à l'examen de la Société, le 14 décembre, une jeune fille de treize ans et demi, atteinte de myxœdème congénital type, au début du traitement thyroïdien. Je vous demande la permission de vous présenter à nouveau aujourd'hui cette malade, parce qu'il me paraît intéressant de suivre étapes par étapes pour ainsi dire, les effets de la médication, avant ses résultats définitifs.

([1]) Cas de mort dans le myxœdème infantile après traitement par les injections thyroïdiennes, par Victor Immerval (*Médecine infantile.* 15 oct. 1894). — Toxicité du suc thyroïdien : Ballet, Soc. méd. Hôp., Paris, 21 décembre 1894, et Gley, Soc. Biol., 22 décembre 1894.

Le traitement thyroïdien a été régulièrement admi- nistré chez notre sujet, sauf durant une période de quinze jours, pendant lesquels elle a été atteinte d'in- fluenza. La dose quotidienne a été d'une demi-pastille Flourens, soit 10 centigrammes de glande. A deux reprises, on a essayé de donner à l'enfant trois quarts de pastille, mais elle a été prise chaque fois de réaction fébrile et de tachycardie, qui ont obligé de revenir à la dose du début.

L'action du remède n'en a pas moins été manifeste et les modifications survenues sont déjà très sensibles, ainsi que vous allez pouvoir en juger. (*Pl. I, fig. 2; Pl. II, fig. 4; Pl. III, fig. 6; Pl. IV, fig. 8.*)

La taille s'est élevée de 92 centimètres et demi à 98 centimètres. Le poids du corps, en revanche, a dimi- nué de 1 kil. 650 grammes, ce qui est dû à la fonte du tissu cellulaire sous-cutané. Les cheveux sont plus souples, la face moins bouffie, les joues plus fermes, plus rosées. Les yeux, plus vivants, plus expressifs, se sont dégagés du bourrelet plissé des paupières qui les tenait comme enfoncés. Les dents, au lieu de vingt, sont maintenant au nombre de vingt-quatre, par suite de la pousse de quatre nouvelles molaires, en pleine voie d'évolution normale.

Le corps a notablement changé d'aspect, et de trapu, lourd, comme gonflé qu'il était, il commence à tendre vers la forme et la sveltesse normales, en même temps qu'il se redresse, de façon à diminuer le fléchissement et l'ensellure primitifs. Le ventre est moins saillant, moins ballonné; les membres et surtout les jambes moins empâtés, plus graciles; les extrémités moins cya- nosées, moins froides, mieux dessinées, si bien que, par suite de la disparition de l'engorgement cutané du poi-

gnet et de la cheville, qui avaient l'air comme serrés
par un lien, le pied a perdu sa forme de bêche et la
main est devenue normale; le cou, auparavant informe,
accuse nettement déjà les saillies et les méplats muscu-
laires, et la trachée et le larynx y sont devenus appré-
ciables à la vue et accessibles au toucher. Par suite de
cet amaigrissement progressif de la masse cutanée de la
région, on perçoit même au palper, profondément et
symétriquement situés de chaque côté, deux points
allongés, de consistance dure, comme seraient deux
rudiments de côtes cervicales partant des vertèbres,
mais la nature ne pourra en être fixée qu'ultérieure-
ment, à la faveur d'une exploration plus facile et plus
complète.

La voix est moins gutturale; la parole plus aisée,
plus libre. La démarche a perdu son caractère de lour-
deur et de balancement cadencé, et la course même est
devenue possible. La constipation, si opiniâtre au début,
a diminué, surtout pendant un temps, car depuis la
crise d'influenza elle s'est de nouveau accentuée.
L'urine, au lieu de 440 grammes par jour, atteint
actuellement une moyenne de 700 grammes. La trans-
piration a apparu. Le pouls est plus rapide et plus fort.
Quant à la température, elle s'est élevée d'un degré,
c'est à dire au chiffre normal de 37°2, ce qui explique
en grande partie la plus grande résistance au froid de
l'enfant et pourquoi, contrairement à son habitude, elle
n'a pas été cet hiver, couverte d'engelures.

L'amélioration, au point de vue mental, n'a pas été
moindre. L'intelligence naît et s'éveille pour ainsi dire.
La malade manifeste une activité plus grande. Elle
parle davantage. Elle connaît ses lettres et commence à
lire; elle retient les fragments de catéchisme qu'on lui

apprend; elle fait même preuve d'initiative et réclame d'elle-même sa leçon si on l'oublie ou, au retour de sa mère, lui dénonce spontanément ses sœurs quand elles n'ont pas exécuté l'ouvrage commandé. En un mot, ses facultés psychiques, endormies ou inexistantes jusque-là, semblent prendre un essor progressif. Le changement est si apparent à ce point de vue que tout le monde en est frappé dans le pays et s'intéresse à ses progrès.

Telles sont les modifications principales survenues chez notre malade depuis le début du traitement thyroïdien. Ces modifications sont, on le voit, déjà très sensibles. J'espère qu'elles s'accentueront de plus en plus et que d'ici quelque temps, j'aurai la satisfaction de vous présenter une fois encore le sujet, sinon entièrement guéri, tout au moins dans une condition à peu près humaine et sortie de la vie purement végétative et animale à laquelle il avait été condamné jusqu'ici.

M. Arnozan regarde ce fait comme un exemple tout à fait remarquable des résultats que peut fournir l'emploi du suc thyroïdien dans le traitement de la cachexie myxœdémateuse. Ce cas doit être rapproché de celui qu'il a présenté lui-même à la Société dans le courant de l'année dernière et qui avait été aussi très amélioré par le traitement thyroïdien. Depuis, il a observé une malade plus âgée, ayant une vingtaine d'années, qui présentait, avec tous les signes physiques du myxœ-dème, face bouffie, seins volumineux et flasques, ventre bombé, fesses de Hottentote, taille exiguë, etc., une intelligence rudimentaire, certainement inférieure à celle d'un enfant de cinq ans. La mère, qui avait

entendu parler du traitement par le suc du corps thyroïde, venait pour prendre un conseil sur l'opportunité
de ce traitement. Bien que la malade fût un peu âgée,
M. Arnozan conseilla d'y avoir recours, sans dissimuler
les appréhensions qu'il avait sur ses effets. Le traitement fut d'abord administré très irrégulièrement, la
mère désespérée n'ayant en cette nouvelle médication
qu'une confiance modérée, mais une domestique de la
jeune malade ayant cru remarquer une certaine amélioration prit en main le traitement et le fit suivre d'une
façon continue. M. Arnozan, qui avait perdu de vue la
malade depuis 3 mois, l'a revue ces jours derniers et a
constaté que son état s'est très sensiblement amélioré ;
le poids est tombé de 95 à 88 kilos ; bien entendu, la
taille ne s'est pas accrue, mais les seins et les fesses ont
diminué de volume et l'ensemble physique s'est heureusement modifié. La fonction menstruelle, qui faisait
totalement défaut, s'est établie et l'intelligence s'est un
peu développée ; c'est ainsi que la malade peut ap-
prendre de courtes fables et les réciter sans trop d'hési-
tations. Si M. Arnozan peut y décider la mère, il
montrera sa malade à la Société dans une prochaine
séance.

M. R.-Saint-Philippe demande si M. Arnozan a essayé
dans le traitement thyroïdien de ses malades un mode
d'administration autre que les pastilles, qu'on a souvent
de la peine à faire accepter des tout jeunes enfants.

M. Arnozan n'a employé que les pastilles par la voie
stomacale, jamais il n'a eu recours au sirop. L'année
dernière, il a fait à un sujet des injections de liquide
thyroïdien, mais il en a éprouvé de moins bons effets
que des pastilles.

M. Dunogier. Pour compléter l'observation si intéressante de M. Régis, je demande à faire connaître l'état de la dentition de sa jeune malade.

La mâchoire supérieure présente 12 dents : les 10 dents de lait encore solides dans leurs alvéoles et 2 grosses molaires en voie d'éruption ; ce sont les dents de six ans.

A la mâchoire inférieure, les premières grosses molaires commencent aussi à paraître, mais deux dents caduques sur les dix, les incisives centrales inférieures, ont été remplacées.

Malgré un retard considérable, la dentition a donc l'air de vouloir reprendre un cours régulier.

Les cas d'éruptions tardives sont loin d'être rares ; j'ai vu des canines faire leur apparition à 32, 55 et 68 ans ; des deuxièmes bicuspides à 25, 30 et 45 ans ; une dent de sagesse à 73 ans ; mais il s'agissait là d'une seule dent ou d'un seul groupe de dents.

Ici, au contraire, ce sont toutes les dents qui ont subi un retard d'environ six années ; c'est donc là un cas absolument remarquable de *tardiveté générale de l'éruption* des dents permanentes, proportionnelle à l'intensité, à la durée des phénomènes généraux, au myxœdème, et c'est certainement la première observation de ce genre.

Enfin, je ferai remarquer aussi, en terminant, que je n'ai pas trouvé sur les nouvelles dents traces d'érosion. J'insiste sur ce fait qui me paraît avoir son importance.

M. Rolland. Lorsque M. Régis a présenté sa jeune malade atteinte de myxœdème, celle-ci n'avait, comme l'a fait remarquer M. Dunogier, que 20 dents temporaires, 10 à chaque mâchoire.

Il y a un mois et demi environ, on pouvait constater la présence des dents de lait reconnaissables à leur volume, à leur forme, à leur couleur. Ces dents étaient serrées les unes contre les autres; à cause de l'étroitesse des arcades dentaires, elles s'imbriquaient pour ainsi dire; certaines même, pour se loger, avaient subi un mouvement partiel de rotation sur leur axe.

On remarquait encore quelques dents atteintes de carie du quatrième degré.

Lorsque nous avons revu la malade à la fin de février, c'est à dire un mois et demi environ après la première présentation, nous avons pu observer que, sous l'effet de la médication thyroïdienne, de notables changements s'étaient accomplis dans l'état général de cette enfant.

Cette notable amélioration avait modifié le squelette, et nous avons observé que les maxillaires avaient participé, dans une certaine proportion, à l'accroissement qui s'était accompli.

En effet, à l'examen de la bouche nous constations que quatre dents nouvelles, dents définitives, dents dont la date d'éruption est fixée vers la sixième année et que pour cette raison on nomme dans la langue odontologique *dents de six ans,* venaient d'apparaître et de prendre leur place en arrière des molaires de la première dentition. Du reste, la configuration des mâchoires était sensiblement la même.

Cet accroissement des maxillaires pouvait être pris sur le fait par la venue de la dent de six ans à la mâchoire inférieure. Cette dent n'avait pas eu encore l'espace suffisant pour placer sa face triturante horizontalement, aussi la voyait-on légèrement inclinée de haut en bas et d'arrière en avant.

Nous savons, en effet, depuis les recherches de Micl, que l'accroissement en longueur des maxillaires se fait aux dépens de l'os situé en arrière de la série des dents temporaires. C'est, pour le maxillaire inférieur, le recul

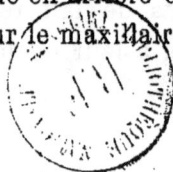

de la branche montante qui se fait d'une façon progressive et proportionnelle aux phases mêmes de l'évolution dentaire. Du reste, si l'on examine les dents de l'enfant — et le cas du Dr Régis peut encore servir de preuve nouvelle à cette constatation — on voit que les pièces conservent tous leurs rapports de contiguïté sans disjonction ni écartement.

Cette preuve a encore été faite par la mensuration des maxillaires aux différents âges de la vie en prenant pour points de repère des points fixes, comme les trous mentonniers.

Je crois donc qu'il serait utile, pour suivre attentivement cette observation, de prendre l'empreinte des mâchoires afin de voir, si l'amélioration continue, dans quelle proportion se fera l'accroissement du squelette de la bouche.

Il est encore une remarque intéressante, c'est de voir la persistance jusqu'à l'âge de treize ou quatorze ans, qu'a cette myxœdémateuse, des dents temporaires.

C'est, en effet, le premier cas, comme le fait remarquer M. Dunogier, où l'on constate ainsi la persistance des dents temporaires dans le myxœdème.

Ceci n'est probablement que le résultat de l'inattention des observateurs sur l'étude un peu spéciale de la bouche; car, outre les lois de race, de durée plus ou moins longue de la vie qui avancent ou retardent l'évolution dentaire, il y a longtemps qu'on a signalé l'action des diathèses, l'influence des cachexies.

La syphilis héréditaire, la scrofule, la tuberculose, le rachitisme retardent d'une façon constante l'évolution dentaire. Bourneville signale la même chose sur les crétins, les idiots, les microcéphales. Nous y joindrons aujourd'hui le myxœdème.

Des affections graves de la première enfance produisent les mêmes effets. Magitot rapporte l'exemple d'un enfant qui, frappé d'une hémiplégie à quatre ans, éprouva un très notable et très évident retard dans l'apparition des dents du côté frappé.

Une autre considération peut encore être émise et, en outre des causes nerveuses centrales, ne peut-on pas invoquer avec quelque raison les troubles de la nutrition? Cette enfant est une constipée, son alimentation tout entière s'en ressent. Les animaux domestiques, ainsi que le fait remarquer M. Sansom, ont une éruption dentaire plus précoce que les animaux sauvages, se nourrissant au hasard. Même constatation peut être faite sur les civilisés et les sauvages.

Aussi, serait-il intéressant de savoir comment s'est faite l'éruption des dents temporaires d'abord, de suivre ensuite comment se fera leur remplacement et comment enfin se présenteront les grosses molaires, si elles doivent survenir.

De plus, ne pourrait-on pas appliquer à cette jeune fille restée enfant, incapable de subvenir à ses besoins, cette loi de l'éruption : Que pour faire face aux différents temps de la vie l'être a d'abord besoin d'un système dentaire d'un volume et d'un nombre restreints, qui cédera sa place à un deuxième système proportionné aux conditions nouvelles et définitives de l'état adulte ?

Juillet 1895. — La malade continue de s'améliorer physiquement et mentalement. Elle paraît supporter un peu mieux le traitement thyroïdien et sa constipation, très rebelle et accompagnée de violentes coliques, a maintenant disparu.

II

Nouveau cas de myxœdème infantile notablement amélioré par le traitement thyroïdien (¹).

J'ai eu l'honneur de présenter par deux fois à la Société, il y a quelques mois, une jeune fille de treize ans et demi atteinte de *myxœdème infantile* type, très heureusement modifié par le traitement thyroïdien. J'ai insisté particulièrement, à l'occasion de ce cas, sur deux points : d'une part, sur l'activité extrême de la médication thyroïdienne, qui n'avait jamais pu dépasser chez la malade, la dose quotidienne de *10 centigrammes* sans provoquer des accidents d'excitation fébrile; d'autre part, sur l'efficacité prépondérante de cette médication dans le domaine de la nutrition générale, où elle se révélait par un accroissement rapide de la taille et une poussée intense de la dentition.

La malade que je vais présenter aujourd'hui offre les mêmes particularités.

C'est une fillette qui m'a été conduite le 24 février dernier à la consultation des maladies mentales de la Faculté. Elle était à ce moment âgée de trois ans. *(Pl. V, fig. 9.)*

(¹) Travail communiqué à la Société de Médecine et de Chirurgie de Bordeaux, séance du 17 mai 1895.

D'après les renseignements qui me furent donnés, il n'existait aucune tare héréditaire dans la famille. Le père a bien été débile dans sa jeunesse, mais depuis il s'est fortifié et a toujours joui d'une excellente santé. Quant à la mère, elle est robuste et bien portante. Elle n'a eu que cette enfant, qu'elle a nourrie elle-même au sein jusqu'à l'âge de vingt mois.

A ce moment, la petite était dans des conditions normales; elle se développait bien, se montrait vive, intelligente et commençait de bégayer ses premiers mots. Mais à dater de ce jour et sans qu'il soit survenu d'incidents notables, tels que convulsions, méningite, maladies graves, sans qu'on puisse signaler autre chose que la coïncidence plus ou moins fortuite de l'évolution dentaire, elle s'arrêta dans son développement et commença de dépérir à ce point qu'un an après, elle ne pesait plus que 6 kilos au lieu de 8^{k}500.

Lorsqu'elle me fut amenée, son poids atteignait 8 kilos. Sa taille était de 67 centimètres et ses dents au nombre de sept. Elle était menue, chétive et présentait à la fois les signes caractéristiques du myxœdème et du rachitisme. Sa peau était plissée, ridée, comme œdématiée, absolument sèche et pelliculeuse; le ventre gros, proéminent; les reins ensellés; les jambes arquées, les extrémités bouffies et glacées; la sensation de froid extrême, la constipation opiniâtre, la station debout et la marche impossibles. Pas de traces de corps thyroïde. L'intelligence n'était pas nulle et l'enfant paraissait apte à saisir et à comprendre; elle semblait connaître sa mère, mais elle ne disait plus rien et avait même perdu les quelques mots qu'elle prononçait auparavant. Il était d'ailleurs impossible de fixer son attention; en insistant, on ne faisait que provoquer chez elle de l'impatience et de l'irritation.

Dès le lendemain, la malade fut soumise au traitement thyroïdien, à la dose minime de 10 centigrammes par jour. Au bout de trois semaines, son état s'était déjà un peu amélioré; elle était plus vive, plus éveillée, la figure moins pâle, les paupières moins plissées, les extrémités moins engorgées; elle allait régulièrement à la garde-robe et avait mis une nouvelle dent, la dernière incisive inférieure. Mais, chose remarquable, même à la dose de 10 centigrammes, le traitement l'éprouvait et lui donnait de l'excitation, de la tachycardie, de la fièvre, si bien que j'ai dû l'abaisser à *5 centigrammes* par jour et même, à certains moments, en raison de l'agitation, certainement d'origine médicamenteuse, à *2 centigrammes et demi.*

Les progrès réalisés dans ces derniers temps ont été, malgré cela, des plus sensibles. Les indications suivantes permettent d'en juger. *(Pl. V, fig. 10.)*

La malade mesure aujourd'hui 74 centimètres au lieu de 67. Son poids est de 9 kilos au lieu de 8. Son aspect a complètement changé; sa peau est souple, lisse, lubréfiée, ses joues rosées, ses paupières sans plis, ses yeux vifs et brillants, son ventre moins ballonné, ses reins moins ensellés, ses jambes plus droites, son corps plus élancé. Sa constipation a totalement disparu et a même fait place à de la diarrhée. La station debout est possible et la marche commence de s'effectuer avec très peu d'aide. Les chairs manquent encore de fermeté. L'intelligence, de son côté, a fait des progrès sensibles; la fillette connaît, comprend, sourit, est de meilleure humeur; toutefois, elle ne parle pas encore, mais paraît prête à le faire.

Mais c'est du côté des dents que les résultats de la médication sont le plus manifestes, en tout cas les plus apparents. Il y a quatre mois, la malade n'avait encore que *sept* dents et depuis un an aucun mouvement sensible ne s'était produit de ce côté. Aujourd'hui, elle a *seize* dents, soit *neuf* dents de plus, toutes en très bon état et sans stigmates. Ceux de nos collègues de la Société s'occupant spécialement d'art dentaire, qui ont paru être intéressés par la curieuse poussée de dents survenue chez ma première malade, le seront sans doute aussi dans ce nouveau cas.

Qu'il me soit permis, en terminant, d'insister encore et d'une façon toute particulière, sur l'extrême activité du traitement thyroïdien chez certains sujets myxœdémateux et, par suite, sur la nécessité de débuter par des doses minimes, ne dépassant pas tout d'abord *10 centigrammes* de glande ([1]).

([1]) Plusieurs de mes collègues m'ayant demandé de quelle préparation je m'étais servi, je suis heureux de dire que j'ai employé dans ce cas, comme dans le premier, les pastilles de thyroïdine de M. Flourens, pharmacien à Bordeaux, représentant exactement 20 centigrammes de glande pulvérisée avec du sucre.

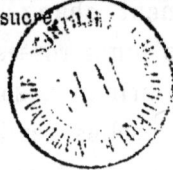

Bordeaux. — Imp. G. GOUNOUILHOU, rue Guiraude, 17.

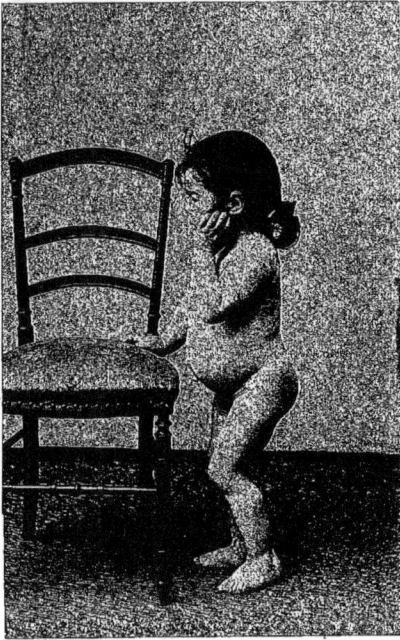

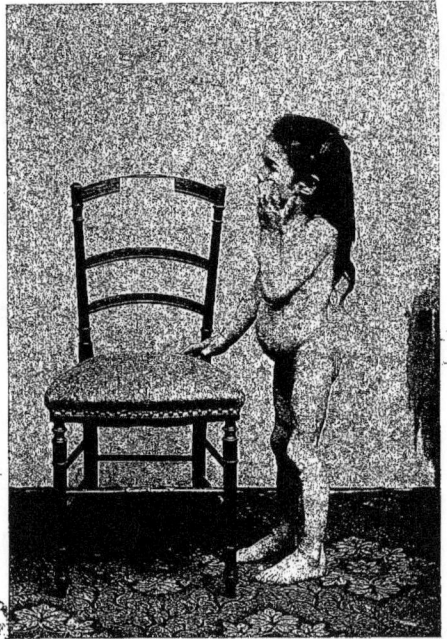

From Charles Chambes.

Fig. 5.

Fig. 6.

Pl. IV

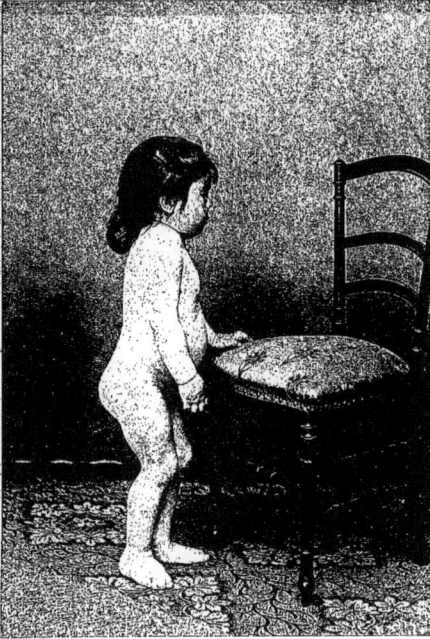

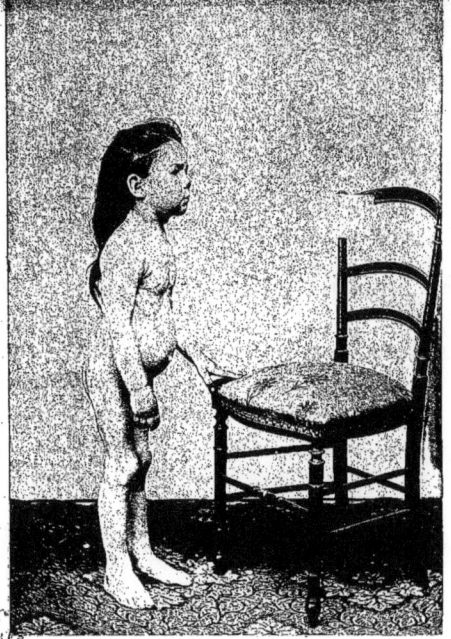

Phot. Charles Chambot. lit

Fig. 7.

Fig. 8.

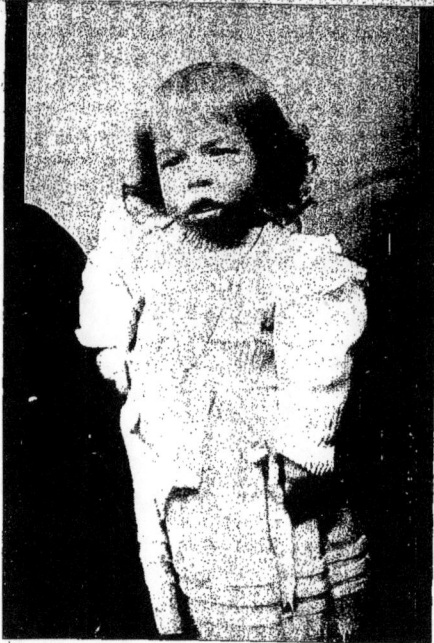

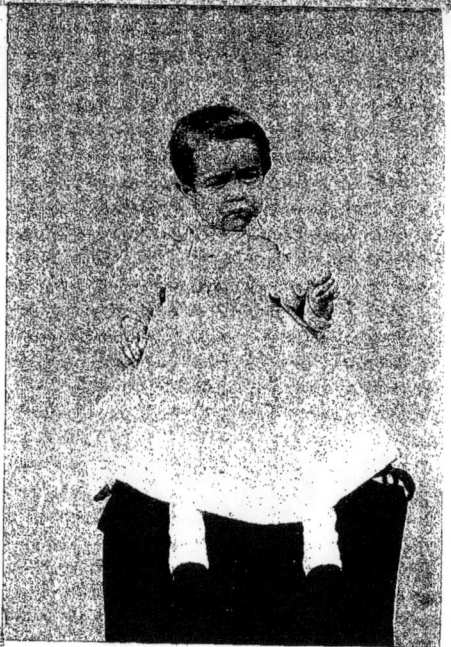

Phot. Charles Chambes. / M.

Fig. 9.

Fig. 10.

A